AF501135

VILLE DE BAR-LE-DUC

ŒUVRE DU BON LAIT

(Consultation de Nourrissons et Distribution
de Lait Stérilisé.)

Fondée le 15 Mai 1902.

RAPPORT

SUR

LES OPÉRATIONS EFFECTUÉES

Depuis le 1er Avril 1905 jusqu'au 31 Mars 1906

BAR-LE-DUC
... Vve ÉMILE COLLOT, 15, RUE ENTRE-DEUX-PONTS

VILLE DE BAR-LE-DUC

ŒUVRE DU BON LAIT

(Consultation de nourrissons et distribution de lait Stérilisé.)

Fondée le 15 Mai 1902.

COMPTE-RENDU

des Opérations effectuées depuis le 1er Avril 1905 jusqu'au 31 Mars 1906.

Le Jeudi 5 Juillet 1906, a eu lieu, au Foyer du Nouveau-Théâtre, gracieusement mis à la disposition du Comité, la quatrième Assemblée de l'Œuvre du Bon Lait.

Le docteur Ficatier, président de l'Œuvre, a présenté le rapport suivant :

MESDAMES, MESSIEURS,

L'Œuvre du Bon Lait, à laquelle votre philanthropie éclairée s'intéresse si activement, s'est proposée, vous le savez, un triple but : surveiller les enfants et les soumettre pendant un an et plus à des examens et à des pesées réguliers ; les faire, autant que possible, élever au sein et diriger l'allaitement artificiel quand l'allaitement au sein est impossible. Au commencement de la cinquième année de notre existence, il importe de se demander si les résultats obtenus sont toujours encourageants. L'exposé que nous allons faire vous prouvera, je pense, que nous sommes toujours dans la bonne voie, bien que la situation financière soit moins satisfaisante que l'an passé. Oh ! rassurez-vous bien vite. Fin mars 1905, nous avions 200 francs d'excédent ; fin mars 1906, nous avons la même somme ou à peu près, en moins. Ce sont là des misères en comparaison du but à atteindre et notre réserve comblera ce léger déficit. D'ailleurs le propre d'une œuvre charitable n'est pas de thésauriser, loin de là, et, du reste, la principale cause de cet embarras passager, c'est tout simplement que nous avons été trop généreux envers les familles pauvres : je suis bien sûr que vous nous le pardonnerez facilement.

Du 1er avril 1905 au 31 mars 1906, il a été distribué 8.628 paniers. Depuis la fondation de notre Œuvre, voici 42.503 paniers que nous avons déjà distribués et 50.132 litres de lait que nous avons stérilisés.

Les 8.628 paniers se répartissent ainsi :

Gratuitement . . .	2.115	. . . fr.	» »
A 0 fr. 10 c. . . .	3.005	. . . . .	300 50
A 0 fr. 15 c. . . .	571	. . . . .	85 65
A 0 fr. 20 c. . . .	472	. . . . .	94 40
A 0 fr. 25 c. . . .	1.740	. . . . .	435 »
A 0 fr. 40 c. . . .	601	. . . . .	240 40
A 0 fr. 50 c. . . .	62	. . . . .	31 »
A 0 fr. 60 c. . . .	62	. . . . .	37 20
TOTAL. . . .	8.628	TOTAL . .	1.224 15

Pendant la période écoulée, il a été stérilisé 10.547 litres de lait : la quantité moyenne par panier a été de 1 litre 182 supérieure à celle des autres années, et c'est ici, déjà, que nous trouvons une des raisons de l'augmentation de nos dépenses. En effet, par suite de coïncidences singulièrement répétées, nous avons eu, en 1905-1906, beaucoup d'enfants débiles, âgés d'un an à un an et demi. Sans doute, nous aurions pu les éliminer à un an révolu mais il est bien difficile de résister aux supplications des mères lorsqu'elles demandent en grâce qu'on leur continue la nourriture de ces enfants délicats qui, se trouvant parfaitement de notre lait stérilisé, seraient fort probablement emportés, si leur régime venait à changer. Tous ces petits clients ont donc consommé plus que la moyenne, et, d'autre part, comme ils appartiennent presque toujours à de pauvres familles, c'est gratuitement que nous les avons élevés : double source de dépenses, assez lourdes pour notre modeste budget.

Et maintenant sur ces 8.628 paniers, voulez-vous savoir combien ont été vendus avec bénéfice ? Le compte est bientôt fait. Il y en a juste 725. Le reste (c'est-à-dire les 7.903 autres paniers) a été ou bien distribué gratuitement ou vendu à perte. Près du quart de nos paniers est livré sans rétribution aucune ; 3.005 l'ont été pour dix centimes chaque et ces paniers contiennent en moyenne 1.200 grammes de lait. Si toutes ces familles pauvres avaient dû acheter cette même quantité de lait aux laitiers, vous voyez d'ici quelle dépense supplémentaire elles auraient été obligées de faire. Et je ne parle que pour mémoire de la qualité de notre lait qui est excellent et que l'on analyse tous les jours. Et comment encore ne pas rappeler que nos paniers contiennent aussi exactement que possible la quantité de lait appropriée à l'âge et au poids de l'enfant ? La mère, qui reçoit nos biberons, n'a d'autre peine que de chauffer le lait au bain-marie aux heures désignées pour alimenter l'enfant, et, si elle consent à venir régulièrement à nos consultations hebdomadaires, nous lui donnons avec empressement tous les conseils nécessaires pour que son enfant échappe, autant que cela est possible, aux maladies évitables, entre autres à cette cholérine qui, pendant la saison chaude surtout, enlève tant de victimes. Vous supposez probablement que nous rencontrons beaucoup d'empressement de la part des mères : détrompez-vous, car c'est tout juste le contraire. Mais, du moins, la ville de Bar-le-Duc et le Bureau de Bienfaisance, qui nous honorent de leurs subventions, reconnaîtront que nous faisons l'emploi le plus largement charitable des 600 francs qui sont mis à notre disposition chaque année :

Pendant ces 12 mois, nous avons distribué du lait à 74 enfants. Au 1er avril dernier, 26 étaient encore inscrits.

Sur ces 74 enfants :

24 nous ont quittés parce que la période d'alimentation était terminée.

7 parce que leurs familles sont parties de Bar.

17 pour des motifs divers, soit par négligence, soit parce que, au dire des parents, les enfants ne supportaient pas le lait stérilisé. D'un autre côté, sur ces mêmes 17 enfants, plusieurs étaient des nourissons que leurs mères avaient dû cesser d'allaiter et auxquelles nous donnions du lait stérilisé en échange des bons de viande. Ces mères, peu intelligentes certes, se sont vite lassées de ne plus reçevoir la prime mensuelle et ont déserté.

Nous ne vous avons jamais dissimulé que l'obligation de venir au pesage éloigne de nous beaucoup de femmes: nous le regrettons mais il nous est impossible de céder sur ce point. Si nous nous contentions tout simplement de distribuer du lait stérilisé sans exercer la surveillance de l'enfant, autant vaudrait fermer l'Œuvre, car elle ne serait plus qu'une boutique et une boutique de mauvais rapport. Il s'écoulera certainement beaucoup de temps encore avant que les familles pauvres comprennent tout ce que nous nous efforçons de faire pour elles : il en est ici comme de tous les sages réglements d'hygiène que, dans l'état actuel des mœurs, on ne respecte pas assez. Le jour où elles seront mieux éclairées et où elles viendront à nous, toutes ces mères seront accueillies avec la plus grande bienveillance.

Il faut bien dire aussi que, de différents côtés, on s'applique, de nouveau, à les détourner du Bon Lait. Tantôt, on leur affirme que nous mettons des médicaments dans notre lait, que nous lui faisons subir je ne sais quelle étrange préparation : peu s'en faut qu'on nous mette au rang des odieux fabricants de conserves de Chicago ! D'autres racontent savamment aux mères qu'il vaut mieux faire boire à l'enfant du lait cru que du lait bouilli ou du lait stérilisé : le professeur Calmette, hier encore au Congrès de Nancy, et, depuis longtemps, la Commission de la tuberculose à l'Académie de Médecine ont fait justice de cette dangereuse théorie. D'autres encore répètent que le lait stérilisé est nuisible. A part quelquefois un peu de constipation, nous n'avons jamais observé aucun méfait imputable au lait stérilisé et fort rares sont les enfants qui ne s'accomodent pas de ce genre d'alimentation. Par contre, nous avons eu la joie d'en ressusciter pour ainsi dire quelques uns qui dépérissaient avec le lait ordinaire. Et puis notre Œuvre a lésé des intérêts particuliers : elle a donc, c'était fatal, encouru l'hostilité de certains laitiers, par exemple, qui, allant, soir et matin, de porte en porte, ont facilement raison par leurs alléchantes promesses de toutes ces mères trop paresseuses pour se déplacer une fois par jour en venant chercher les paniers. Nous consentons volontiers à faire porter le lait à la Ville-Haute où nous avons un dépôt, mais quelle dépense énorme si nous devions remettre nos paniers à domicile ! Enfin, comme on pourrait s'y attendre, nous avons eu à subir la critique des envieux et des sots qui sont légion ; en voilà plus qu'il n'en faut pour expliquer certaines résistances que nous rencontrons encore. Laissons faire et laissons dire ; nous avons conscience d'êtres utiles. N'est-ce pas suffisant ?

Sur ces 17 enfants, 2 ne sont restés avec nous que huit jours, au bout desquels ils ont succombé : il s'agissait de deux jumeaux trop débiles pour pouvoir vivre. En toute justice, ces deux morts ne sauraient nous être imputées. L'année a donc été exceptionnellement bonne et cela est d'autant plus remarquable que la plupart de nos petits clients ne sont pas des plus robustes, ceux surtout qui nous sont amenés plusieurs mois après leur naissance. Presque toujours, dans ces cas, ils ont été mal dirigés et nous sommes obligés de subir les fautes ou les négligences des parents. Malgré tout, nous n'avons enregistré aucun décès par diarrhée, c'est-à-dire par la maladie que nous cherchons surtout à éviter. Nous sommes cependant de trop bonne foi pour ne pas reconnaître que la mortalité générale de un jour à un an a été, en 1905, très faible à Bar-le-Duc : 30 décès seulement. Depuis 1880 c'est la première fois que cette mortalité est aussi peu élevée alors que souvent (en 1884 par exemple), on a compté jusqu'à 109 décès d'enfants de moins de douze mois, soit le quart des naissances de cette même année. L'année 1905 a été peu chaude et c'est à ces circonstances climatériques toutes particulières qu'on peut, en partie du moins, attribuer la diminution des décès par diarrhée. Il nous sera bien permis toutefois de faire remarquer que, déjà en 1904, la mortalité infantile à Bar était moins forte qu'en 1903 et peut-être est on en droit de supposer que le mouvement d'opinion créé par notre Œuvre qui a éveillé l'attention des mères sur les questions d'élevage de l'enfant, que toutes ces notions de puériculture propagées par nous ne sont pas étrangères à ces heureux résultats.

Depuis le mois de mai 1902, époque de notre fondation, la science a marché et des travaux nombreux, dont les plus récents sont ceux de Behring et de Calmette, ont démontré toute l'importance du lait pur dans l'alimentation du nouveau né, tous les dangers du lait contaminé et l'impérieuse nécessité de n'administrer à l'enfant qu'un lait exempt de germes morbides. On prétend, aujourd'hui, contrairement à ce que l'on admettait autrefois, que la tuberculose est d'origine instestinale beaucoup plus encore que d'origine pulmonaire. C'est par l'ingestion de lait provenant de vaches tuberculeuses que l'enfant s'infecte ; c'est par l'instestin que pénètre chez lui le redoutable bacille et c'est par cette voie que, secondairement, se produiront plus tard les lésions du poumon : d'où la conclusion de se procurer un lait irréprochable exempt de germes tuberculeux. Consommer le lait cru est impossible : il est si souvent falsifié et les vaches sont tuberculeuses en si grande majorité ! Même bouilli, le lait contaminé est nuisible ; même stérilisé, s'il provient de vaches tuberculeuses, il est nuisible encore, beaucoup moins sans doute que le lait simplement bouilli mais il l'est quand même. Vous voyez, Mesdames et Messieurs, combien il serait imprudent de faire prendre du lait cru à l'enfant, à moins qu'on ne soit certain, infailliblement certain, que la vache dont provient le lait est absolument saine, et que, soit pendant la traite, soit pendant les différentes étapes depuis l'étable jusqu'à votre maison, aucun germe tuberculeux n'a pu souiller ce même lait. Vous voyez aussi combien il est bien désirable que la connaissance de ces faits nouveaux décide les pouvoirs publics à édicter des mesures tendant à astreindre les producteurs du lait destiné à la vente à une surveillance rigoureuse de leurs étables et les oblige à soumettre périodiquement tous leurs animaux à l'épreuve de la tuberculine. Pour nous, tant que nous n'aurons pas détourné le Pactole, tant que nous ne posséderons pas notre étable à nous, et en attendant la loi dont je parlais à l'instant, nous nous contentons de tirer le meilleur parti d'une situation dont les premiers nous reconnaissons toutes les imperfections. Mais, si vous vous rappelez que le contrôle du lait n'existe pas, vous admettrez avec nous que, à l'heure actuelle, notre lait stérilisé est encore celui qui offre le maximum de sécurité. Et, en toute sincérité, nous avons trouvé bien peu d'enfants qui ne supportaient pas ce mode d'alimentation tandis que nous n'en sommes plus à compter nos succès. Au cours de ces quatre années, nous avons élevé nombre d'enfants, même des plus chétifs ; entre autres, il vous en souvient, celui qui, un mois après sa naissance, pesait seulement 1 kilog 255 et qui est aujourd'hui un enfant tout à fait robuste. Il me semble donc que nous avons atteint l'un des principaux buts de notre Œuvre en mettant ainsi à la disposition des mères incapables de nourrir un lait de bonne qualité distribué dans des biberons exactement dosés suivant l'âge et les forces de l'enfant et en entourant tous ces petits êtres privés du sein maternel, partant plus délicats que les autres, de tous les soins qu'il est possible de leur prodiguer dans nos consultations hebdomadaires.

Au cours des rapports précédents, nous avons eu déjà l'occasion de vous dire combien nous sommes des partisans convaincus de l'allaitement maternel : c'est toujours à regret que, faute de mieux, nous dounons du lait stérilisé car nous savons, aussi bien que personne, tous les inconvénients de l'allaitement artificiel : c'est, nous ne l'ignorons pas, l'abandon de l'allaitement au sein qui est la cause dernière de l'excessive mortalité infantile. Malheureusement, il y aura toujours des enfants privés du sein maternel, soit parce que les mères ne veulent pas remplir leur devoir, soit parce qu'elles ne le peuvent réellement pas : la misère, le besoin de gagner leur vie sont cause que de nombreuses femmes, des femmes mariées tout aussi bien que des filles-mères, abandonnent le logis du matin au soir ou même s'éloignent de Bar : l'allaitement artificiel est trop souvent une nécessité qui s'impose. Bon gré mal gré, il faut élever au biberon les petits êtres ainsi déshérités. Notre rêve, je vous l'ai dit jadis, serait de ne plus connaître cette sorte de clientèle et de cesser définitivement les distributions de lait stérilisé : la consultation de nourrissons constituerait alors uniquement notre Œuvre. Cet idéal ne sera jamais atteint : nous serons toujours forcément une Œuvre mixte.

Pour essayer d'encourager l'allaitement au sein, vous savez que nous donnons à chaque mère qui nourrit et nous amène régulièrement son enfant deux fois par mois, un bon de viande de quatre francs. Petite prime assurément mais cela suffit à nous amener une nombreuse clientèle. En fin d'exercice le nombre des bons ainsi distribués a été 566, ce qui représente la somme, assez importante pour nous, de 2.264 francs, supérieure à celle de l'an dernier. A moins d'être de mauvaise foi, pourra-t-on dire que nous favorisons l'allaitement artificiel ?

On nous fait cette objection : « Êtes-vous certains que la viande donnée par vous ne sert pas à d'autres qu'à la nourrice » ? Cela est fort à craindre et je crois bien que, plus d'une fois, le ménage tout entier profite de nos distributions : toute surveillance est d'ailleurs impossible. Mais si les siens font, de temps à autre, un bon repas, est-ce que la nourrice ne doit pas en être contente ? Est-ce que ce bien-être passager, par nous procuré à la famille pauvre, n'est pas pour la nourrice la source d'une grande satisfaction morale ? Et qui ne sait que, pour être bonne nourrice, une femme n'a pas besoin de préoccupations et de soucis ? Indirectement, donc, c'est toujours l'enfant qui bénéficie de nos largesses. Donner des bons de chauffage, de vêtements etc., ce serait toujours la même chose. Il n'y aurait qu'un moyen d'éviter ces inconvénients, un seul : ce serait que la nourrice prenne son repas devant nous ; ce serait d'avoir notre restaurant pour nourrices, comme cela existe depuis peu à Paris. Vous n'ignorez sans doute pas qu'un homme de bien a ouvert dans la capitale plusieurs restaurants où toute femme qui peut justifier qu'elle donne le sein, a droit de faire un repas substantiel sans bourse délier. Mais hélas ! de nouveaux fonds seraient nécessaires pour cette organisation nouvelle qui, je le reconnais, compléterait admirablement notre Œuvre. Pour le moment, il n'y a pas moyen d'y songer ; nous verrons plus tard... si nous devenons riches.

Quoi qu'il en soit, nous restons fidèles à nos habitudes et nous nous déclarons très satisfaits de notre clientèle toujours croissante de nourrices. Il semble que, grâce à nos subsides opportuns, les mères sont incitées en plus grand nombre à nourrir et vous vous en réjouirez avec nous : c'est un des bienfaits de notre Œuvre.

Au 1er avril dernier, 36 nourrices étaient encore inscrites. Au cours de l'année, 74 nous ont quittés après avoir complètement nourri pendant neuf mois, période au bout de laquelle, par mesure d'économie, nous cessons nos secours; 23 autres nous ont quittés soit par manque de persévérance, soit à la suite de reproches mérités, soit enfin parce que n'ayant plus de lait, elles ont été obligées de recourir au biberon.

Nous avons pratiqué, cette année, 1.113 pesées d'enfants : depuis la fondation de l'Œuvre, voici 4.353 pesées d'enfants qui ont été faites et tous ces enfants ont été examinés, surveillés et leurs mères ont reçu tous les conseils nécessaires. Qui donc oserait dire que nous avons perdu notre temps et notre peine ?

Je voudrais terminer ce rapport, qui contient inévitablement des choses déjà dites autrefois, par des paroles de remerciements : ce sera la partie la plus agréable de ma tâche.

Tout d'abord, nous remercions Sœur Célestine, attachée au dispensaire municipal, qui, avec une patience et un dévouement sans bornes, s'occupe de la partie matérielle de notre tâche. C'est elle qui prépare et dirige la préparation de nos biberons. C'est elle qui, chaque jour, reçoit avec beaucoup de douceur (trop de douceur, peut être), les familles de nos petits clients. Sœur Célestine, qui s'est passionnée pour notre Œuvre, fait tout cela avec le plus grand désintéressement car elle ne reçoit aucune indemnité de notre part. A tant de dévouement, nous ne pouvons qu'offrir le respectueux hommage de notre sincère reconnaissance.

Notre gratitude, et très grande certes, s'adresse aussi au Conseil Municipal de Bar-le-Duc et au Bureau de Bienfaisance, qui, tous deux, nous accordent des subventions annuelles : nous nous efforçons de faire le meilleur usage des fonds qui nous sont confiés et nous pensons y avoir réussi : c'est pourquoi nous nous plaisons à espérer que ces subventions, dont nous sommes très honorés, nous seront continuées en 1906.

Pour la première fois, l'an dernier, M. le Ministre de l'Intérieur, sur la recommandation de M. le Préfet, nous a octroyé une subvention de 600 francs. Nous l'avons reçue avec reconnaissance et avec joie, très flattés de ce précieux patronage. Cela nous prouve, en effet, que la Direction de l'Assistance et de l'Hygiène publiques, qui désire voir les consultations de nourrissons se multiplier sur tous les points du territoire, a réussi à faire apprécier en haut lieu nos modestes efforts et l'esprit même de notre Œuvre que ne préoccupe aucune question en dehors de la puériculture. Puisse la manne ministérielle nous arriver ainsi chaque année; c'est notre plus cher désir!

Que de reconnaissance aussi n'éprouvons-nous pas envers ceux de nos concitoyens dont la générosité ne nous a pas fait défaut cette année encore! Plus de 2.000 francs ont été recueillis lors de la quête à domicile. Comment ne pas être fiers de toutes ces marques de sympathie où nous puisons de précieux encouragements à persévérer dans la tâche entreprise? Dans cette ville où les Sociétés de tous genres sont innombrables, où, sans cesse, il faut donner, notre Œuvre, quoique récente encore, a su faire sa petite place au soleil : nous le constatons avec plaisir. A tous ceux qui, s'intéressant à la cause de l'enfant, ont eu foi en nous, le Comité offre le sincère hommage de sa vive gratitude.

Une mention toute spéciale est due à M. François, Proviseur de notre Lycée, qui a eu la délicate pensée de faire, dans sa Maison, un arbre de Noël avec tombola au profit de notre Œuvre: la petite fête nous a valu un billet de cent francs.

Nous n'avons organisé aucune fête en 1905: de là des ressources qui nous ont échappé, mais nous avons eu la joie de procéder, au moment de Noël, à une distribution de petits vêtements chauds, grâce aux dons qui nous sont parvenus de tous côtés. Comme les années précédentes, nous avons reçu quantité de vêtements à la fois très coquets et très pratiques : que tout cela était joli et délicatement travaillé ! Je revois encore, entre autres, de ravissantes petites pélerines avec capuchon que les mères réclamaient à l'envi. A toutes ces dames, à toutes ces jeunes filles charitables qui ont eu la patience de confectionner ces ravissants objets, nous disons merci du fond du cœur.

Mesdames, Messieurs, depuis quatre années nous unissons nos efforts pour le bien ; ensemble nous cherchons à préserver les enfants en bas âge de toutes ces maladies qui, si stupidement, moissonnent sans cesse tant d'existences. Par la surveillance minutieuse de leur alimentation dans le bas âge, nous essayons de faire vivre le plus grand nombre possible de petits Barrisiens afin que, un jour, ils deviennent des hommes robustes. Mais, nous ne vous l'avons pas dissimulé au cours de cet entretien, il y a, dans cet ordre d'idées, beaucoup de progrès à réaliser encore et il serait important de compléter notre Œuvre. Les résultats obtenus sont cependant fort satisfaisants et nous avons peut-être le droit de dire que, si jamais une Société comme celle-ci cessait de fonctionner, sa disparition serait très regrettable au point de vue des intérêts vitaux de la Cité.

RAPPORT DU TRÉSORIER

BILAN AU 31 MARS 1906

Recettes.

Souscriptions et Dons	2.076 »
Subvention du Conseil municipal	100 »
— du Bureau de Bienfaisance. .	500 »
— du Ministère de l'Intérieur. .	600 »
— de la Ligue contre la Tuberculose.	200 »
— Arbre de Noël du Lycée. . .	100 25
Intérêt des fonds	126 30
Produit des ventes	1.362 55
Total des Recettes . . .	5.065.10

Dépenses.

Achat de Lait	1.897.75
Salaires.	840 »
Entretien.	373 45
Impression de rapports, circulaires, fiches, frais de port et de collecte	136 95
Dépenses diverses	11 20
Bons de viande payés	2.150 »
— à payer	114 »
Total des Dépenses	5.523 35
» » recettes	5.065 10
Déficit de l'exercice . .	458 25

En caisse au 1er Avril 1905	2.102 95
Déficit 1905-1906	458 25
En caisse au 31 mars 1906	1.644 70
Une obligation du Crédit Foncier	500 »
Avoir total au 31 mars 1906.	2.144 70

Nous vous avons présenté, il y a un an, un bilan qui se soldait en bénéfice. Cette année, notre situation financière est moins satisfaisante.

Tandis que jusqu'ici le produit de nos ventes avait égalé ou même dépassé le montant de nos achats de lait, il s'en faut de beaucoup cette année qu'il en soit ainsi. Nos ventes ont fléchi à fr. 1.362,55, tandis que nous avons acheté pour fr. 1.897,75 de lait. De là un déficit de plus de fr. 500 dont notre Président vous a expliqué les causes.

Nous avons en outre délivré des bons de viande pour une somme supérieure de près de fr. 200 à celle de l'an dernier.

Quant aux recettes, le produit des souscriptions est resté inférieur de fr. 350 environ à celui de 1904-1905. Mais nous avions encaissé alors un don extraordinaire de fr. 500. Cette année, un anonyme nous a versé fr. 200 ; le montant de nos souscriptions ordinaires n'a donc presque pas varié.

Quant aux subventions, le Conseil municipal et le Bureau de Bienfaisance nous ont renouvelé les leurs, et M. le Ministre de l'Instruction Publique nous en a accordé une de fr. 600. Nous avons en outre, en raison de notre situation moins prospère, sollicité de la Ligue contre la Tuberculose l'allocation annuelle de fr. 200 à laquelle nous avons pu renoncer l'an dernier.

Il n'y a pas eu, cette année, de concert à notre bénéfice. Par contre, nous avons eu l'agréable surprise de recevoir une somme de fr. 100,25, récoltée au profit de notre Œuvre à la fête de l'Arbre de Noël du Lycée.

Somme toute, nous nous trouvons en face d'un déficit de fr. 458,25. Comme l'exercice précédent nous avait laissé un boni de fr. 289,70, c'est de fr. 168,55 seulement que nous sommes plus pauvres qu'il y a deux ans. La situation n'a rien d'effrayant ; cependant, elle prouve à tous nos amis que nous avons plus que jamais besoin de leur appui. Nous savons que nous pouvons compter sur eux pour faire vivre une Œuvre dont notre Président vous a dit ce qu'elle a fait déjà, et aussi ce qu'elle voudrait pouvoir faire.

DÉTAIL

DES

SOUSCRIPTIONS ET DONS

M. et Mme A. Ulrich	20	»
M. et Mme A. Renauld	50	»
M. le Dr et Mme Ficatier	20	»
M. et Mme P. Varin-Bernier	200	»
Anonyme	200	»
Mme Burguy	25	»
Mme Hémelot	10	»
M. Béchet de Balan	50	»
Mlle Mohler	32	»
M. Laurent, Vétérinaire départemental	5	»
M. Facdouel (abandon de facture)	7	50
M. et Mme Ch. Baudelaire	10	»
Mme Heuilly	5	»
Mme Bestagne	5	»
M. et Mme Ch. Collin	5	»
M. et Mme Barberot	10	»
M. le Dr Ficatier, en souvenir de Mme Ficatier mère	100	»
M. et Mme Bungener	100	»
Mme Doley	10	»
M. et Mme Berthélemy	5	»
Mme Collot	5	»
Mme Gonnet	2	»
Cie Singer	0	50
Mme Batail-Gulin	2	»
Mme Lapique	5	»
Mme Mergès	0	50
Mme L. Racher	2	»
Mme Spite	2	»
Mme Vve Racher	1	»
Mme Deloche	1	»
Mme Freyermuth	1	»
Mme Mahler	0	50
A Reporter	892	»

Report	892 »
Mme Georges François	5 »
Mme Casanova	2 »
Mme Aubert	2 »
M. l'Abbé Landmann	3 »
M. Martin, Répétiteur.	0 50
Mme Martin.	1 »
Mme Michel, concierge du lycée	1 »
Mme Camille Lahayville	1 »
Mme Petitjean	5 »
Mme Kuss	5 »
Mme Barbillon	2 »
Mme Nicolas	5 »
(Illisible)	1 »
Mme Thouvenin.	5 »
Mme E. Robert	5 »
Mme Bala.	5 »
Mme Eberentz	2 »
Mme Gérard-Lavocat	5 »
Mme Vve Vauthier.	0 50
Mme Morelle	3 »
Mme Barthet	0 50
Mme Goyeux	1 50
Mme Degroutte.	1 »
Mme Vauthier.	1 »
Mme Palaisy	0 50
Mme Panneau	0 50
Mme L. Iost	0 50
Mme E. Iost.	0 50
Mme Bellot.	2 »
Mme Cordonnier	1 »
Mme Petitjean.	1 »
M. Verbois	5 »
Mme Audinot	5 »
	5 »
Mme Lombard	5 »
Mme Dannreuther.	10 »
Mme Slingsby	5 »
Mme Dubois	1 »
Mme Grandvalet.	1 »
A Reporter.	998 »

Report.	998 »
Mme Brienne	2 »
Mme Simonnet	5 »
Mme Jannin	0 50
Mme O. Toussaint.	10 »
Mme H. Faucher	20 »
Mme Grongnard.	1 »
Mme Allézot	1 »
Mme Buffry.	1 »
Mme Chardin	1 50
Anonyme	0 50
Anonyme	0 50
Mme Laurent	1 »
Mme Gromaire	1 »
Mme Gérard	1 »
Mme Colas	1 »
Mme Marcilly	2 50
Mme Frisé	3 »
Mme G. Denis.	1 »
Mme Francin	2 »
Mme Mamias	2 »
Mme Herbin	1 »
Mme Pelgrin	0 50
Mme Dubois	1 »
Mme Barbarat-Denis	2 »
Mme Racadot	2 »
Mme Becker- Lapinot	1 »
M. P. Broquette	5 »
Mme M. Baudot.	20 »
Anonyme	1 »
Mme I. Goret	1 »
Mme A. Pernet	10 »
Mme Damain	3 »
Mme Garteiser	2 »
Mme Marlier-Job	2 »
Crédit Lyonnais	10 »
Mme Gelly	10 »
Mme Caillotelle	20 »
Mme Périn	3 »
Mme Lavocat	2 »
A Reporter.	1.152 »

Report.	1.152	»
Mme C. Wagner.	5	»
M. Baudot, éclusier.	0	75
Mme Gagneur.	2	»
Mme Jeannin	2	»
Mme E. Lévy	5	»
Mme Picard.	1	»
Mme Solliez.	1	»
Mme Lardonnais	0	50
Mme H. Janin.	2	»
Mme Hainzelin	2	»
Mme Lacretelle	5	»
Mme Belfort-Gérard	5	»
Mme I. Lévy	2	»
Société des Pompes funèbres	5	»
M. Philbert	1	»
Mme Dyckhoff.	10	»
Mme E. Thirion.	5	»
Mme E. Amiable	1	»
Mme Bardot	1	»
Mme Thiesse	1	»
Anonyme	1	»
Mme L. Akar	3	»
Mme Duracher	1	»
M. le Dr Voirin	10	»
M. Gérardin, Pharmacien.	5	»
Mme L. Goblet	5	»
Mme Monard	5	»
Mme Monchot.	5	»
M. Fageot, Pharmacien	5	»
Mme Renaud, école supérieure	5	»
Mme Angelini	3	»
Mme Thibout.	5	»
Mme I. Georges.	1	»
Mme Jalot	2	»
Mme Laskoski	1	»
Mme C. Paricot.	10	»
Mme Girard	3	»
Mme J. Diébold.	2	»
Mme J. Develle.	10	»
A Reporter.	1.291	25

Report	1.291 25
Mme E. Develle	5 »
Mme Boulanger	10 »
Mme Grandjean	20 »
Mme Forget	5 »
Mme E. Herbillon	5 »
Mme Billet	5 »
M. le Dr Moulin	5 »
M. le Dr Husson	5 »
M. le Dr Lorcin	5 »
Mme Ch. Busselot	5 »
Mme Joyeux	10 »
Mlle Simon	0 50
Mme Hannotin	5 »
M. Dervin, Directeur des Postes	5 »
Mme Buvignier	2 »
Mlle Gennesson	2 »
Mme Harpin	5 »
Mme Chastel	10 »
Mme Aubry	5 »
M. Populus père	2 »
Mme Villeroy	0 50
Mme J. Dailly	0 50
Mme Goudon	1 »
Mme Ehm	0 50
Mme Jacoby	2 »
Mme Juet	0 25
Mme Pulicani	2 »
Mme Ruyier	0 50
Mme Edeline	1 »
Mme G. Arnould	0 50
Mme Herment	1 50
Mme Léon Patte	5 »
Mme Baudot-Dyckhoff	5 »
Mme Lebrun	1 »
Mme Maillot-Chaillier	3 »
Mlle Lendrum	5 »
Mme Poirson	0 50
Anonyme	0 50
Anonyme	0 50
A Reporter	1.438 50

Report.	1.438 50
Mme Dellenbach	0 50
Mme Thiébaut	1 »
Mlle Jacquemot.	2 »
Mme Gehin	10 »
Mme Ch. Baudot	5 »
Mme Pinot	20 »
Mme Merceron	20 »
Mme Thésé.	10 »
Mme Verrat	5 »
M. le Docteur Enard	5 »
M. Krick	5 »
Mme J. Mathieu.	5 »
Mme R. Ulrich	20 »
Mme Ninck.	20 »
Mme Langlois	10 »
Mme Alf. Varin	15 »
Mme Thiébault	10 »
Mme J. Collot.	10 »
Mme L. Billet.	10 »
M. Henry, Receveur d'octroi	1 »
M. G. Belfort.	5 »
Mme Rouyer	5 »
Mme la Directrice de l'Ecole Normale	10 »
Mme Marche	1 »
Mme Maronnier.	2 »
Mme Alfred Yung	3 »
Mme Przyiemski.	2 »
Mme Colin-Mayer	5 »
Mme Alfred Joulin.	10 »
Mme A. Collin	10 »
M. le Capitaine Caizergues.	1 »
Mme Dulceux	5 »
Mme Verrier-Legand.	5 »
Mme Lévy	0 50
(Illisible).	0 50
(Illisible).	0 25
Mme Vatelot	0 25
Mme Bouchy	0 25
Mme Claudé	0 50
A Reporter.	1.689 25

Report	1.689	25
M. le Capitaine Dupin	1	»
Mme Gérard Leroux	0	50
Mme Dahleine	1	»
M. L. Gérard, Étudiant	1	»
M. Durand-Gérard	1	»
M. Combeau	1	»
M. Bécœur	1	»
M. Pichon	0	50
Mme Vve Chalois	0	50
Mme Jean	0	50
(Illisible)	2	»
(Illisible)	1	»
Mme Collignon	1	»
Mme Demange	5	»
Mme Perrenet	10	»
Mme C. Collin	1	»
Mme Chapiron	2	»
Mme Maillard-Roch	1	»
Mme Beauchat	0	50
	0	50
Mme Fixary	0	50
Mme Appert	0	50
Mme Cordier	0	50
Mme Chavot	0	50
Mme Herluison	0	50
Mme Bloch	0	50
Mme G. Martin	5	»
Mme Jacques	1	»
Mme Bureau-Champion	1	»
Mme Marchal, Jean	0	50
Mlles Goudon	0	50
Mme Brave	0	50
Mme Thiéry	0	50
Mme Gourier	1	»
Mme Gérardin	0	50
Mme Brimont	0	50
Mme Pouyet	0	50
Mme Klein	1	»
Mme Hoff	2	»
A Reporter	1.738	75

Report	1.738 75
Mme Bigot	1 »
Mme Antoine	0 50
Mme Eschenlohr	0 20
Mme Yel	0 50
Mme Maret	0 25
Mme Beauchet	0 50
Mme Tourteau	1 »
Mme Anel	0 50
Mme Reyber-Collot	2 »
Mme Collard	0 50
Mme Samson	1 »
Mme Girard	1 »
Mme Demeusy	5 »
Mme Martin	2 »
Mme Pernin	1 »
Mme G. Schneider	20 »
Mme Martinet	5 »
(Illisible)	1 »
Mme Geoffroy	1 »
Mme L. Vinchon	20 »
Mme Noël	10 »
Mme Poulain	2 »
Mme Teulade	1 »
Mme Populus	2 »
Anonyme	0 50
Mme P. Chevalier	20 »
Mme Darnauld	5 »
M. le Docteur Brunet	10 »
(Illisible)	0 50
Mme Rousselle	1 »
Mme Parisot	1 »
Mme Marguerie	2 »
Mme Gratréaux	0 50
Mme Ch. Caïn	1 »
Mme Rousselle-Fatalot	5 »
Mme Schimberg	1 »
Mme Boiteux	1 »
Mme Rollet	0 50
Mme Lorrain	1 »
A Reporter	1.867 70

Report	1.867	70
Mme Datry	1	»
Mme Thouvenot.	2	»
Mme Prin	1	»
Mme Porentru	3	»
Mme Irmann	1	»
(Illisible)	0	50
(Illisible)	0	10
Mme J. Baudot	5	»
Mme Bertin.	20	»
Mme E. Morisot.	2	»
M. Dumas	20	»
Mme A. Grandveau	2	»
Mme Renard	5	»
Mme Hélène	5	»
Mme de Widranges	5	»
Mme Legand	2	»
Mme Deshayes	3	»
Mme R. Bompard	5	»
Mme Pinguet	10	»
Mme Karras	2	»
Mme Populus.	2	»
Mme L. Rousselle	10	»
Mme C. Collin	5	»
Mme Péruy	10	»
M. le Docteur Fistié	20	»
Mme Ulrich.	10	»
M. Roche, Inspecteur des Enfants Assistés	10	»
Mme Picquot	10	»
Anonyme	22	50
M. Loute, Infirmier.	2	»
Mme Salmon-Picquot	10	»
Mme Drouot	2	»
Anonyme	0	20
TOTAL.	2.076	»

BAR-LE-DUC. — IMP. Vve ÉMILE COLLOT.

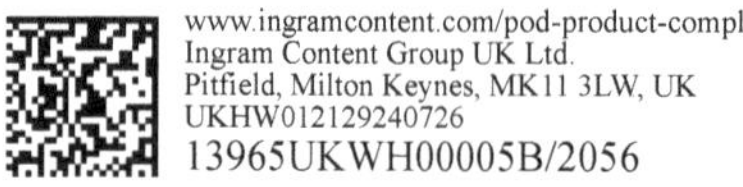
www.ingramcontent.com/pod-product-compliance
Ingram Content Group UK Ltd.
Pitfield, Milton Keynes, MK11 3LW, UK
UKHW012129240726
13965UKWH00005B/2056

9 782013 040167